LA

Suprême Découverte

DE LA SCIENCE

Réalisation de l'état d'

INVULNÉRABILITÉ

à toutes les Maladies

La Méthode naturelle et rationnelle du **Bonheur** *trouvée*

Doctrine Normale

PAR

JEAN BERGERON

PARIS

1908

PRÉFACE

A LA

DOCTRINE NORMALE

PAR

JEAN BERGERON

A l'Élite,
A l'Humanité,

Ce que nous avons à dire aux hommes est tellement grave ; les choses que nous voulons annoncer sont considérées si haut par le désir humain ; le fait que nous devons révéler remplit une attente tellement sacrée, à nos yeux, du cœur de l'homme ; que nous nous sentons impuissants à prendre, pour notre communication, le ton à la fois solennel et ardent qui conviendrait. Nous voulons nous en excuser d'avance, ici, et tâcher de prévenir un peu l'effet d'un art d'exposition indigne du sujet dont il s'est chargé ; et nous voudrions au moins, dans quelques mots d'avertissement, concentrer toute cette solennelle ferveur, seule digne de la portée incomparable de l'œuvre dont le présent écrit essaye de poser la première pierre.

Hommes civilisés, élites, nous vous proclamons ceci : la lutte — combien de fois millénaire ! — du Mal et de l'Homme, vient d'entrer dans sa dernière phase ; le Mal, tout le mal va être terrassé. Toutes les souffrances vont être guéries dans leur principe ; tous les désordres vont être résorbés dans l'infaillible harmonie ; tous les mauvais fruits de l'âme douloureuse — les vices — vont se dessécher sous la frondaison définitive de la paix et de la bonté ; nous annonçons l'homme invulnérable et vertueux.

Qui parle ainsi ? Un homme qui a rêvé ? Non pas ; mais un homme qui a réalisé.

Et voilà pourquoi celui-là ne craint pas de parler, de parler haut, de parler fort, de parler, s'il le peut, jusqu'à remuer tous les échos de la Terre.

Il ne craint pas de parler, après tant de ceux qui

avaient promis et qui n'ont point fait ; car lui n'a rien promis et il a fait, pour lui d'abord, pour tous si on le lui permet : il ne vous prédit pas le fruit, il vous le tend, tout venu.

Un homme a vaincu le Mal ; un homme a dissipé le trouble, dans la chair et dans l'esprit ; un homme a circonscrit la source d'où jaillissaient le Fiel, le Poison et la Corruption ; et là il a compris ce qu'il faut faire.

Et il l'a fait ; et l'expérience a prouvé.

Et cet homme vient dire ici : voici mon secret ; voici déjà le commencement de mon secret. Voici la **Sagesse vérifiée.**

Non, non ; il n'est pas possible qu'on ne nous entende pas ; il n'est pas possible que les oreilles inattentives se détournent, à notre voix, comme du bruit prétentieux du charlatan de la place publique ; il n'est pas possible qu'on commette le crime de refuser de se rendre compte ; il n'est pas possible cette fois — cette définitive fois — qu'on jette, à la face de l'espérance, que dis-je ? de la certitude qui passe, les aigres sarcasmes de la vieille douleur pitoyablement enorgueillie de se savoir accepter ; il n'est pas possible que la nature, insoumise au mal dans son fond, ne vienne pas rouvrir de force, à fleur d'intelligence, des oreilles que l'intelligence en folie essayerait de fermer. Il n'est pas possible ; il n'est pas possible.

Vous nous lirez ; vous nous suivrez. Ne doutons plus de rien. La grande croisade contre le Mal commence. Aujourd'hui nous sommes peu ; mais demain nous serons l'innombrable armée.

Vous nous lirez ; car nous avons réservé toutes nos forces pour cette suprême publicité, notre dernier, notre seul moyen de faire entendre notre vérité au monde.

*
* *

On pourra être surpris de nous voir mettre un pareil titre " Suprême découverte de la Science ". Qui a jamais osé, en effet, avancer ses prétentions derrière un tel titre, sinon l'impudence effrénée de la réclame vulgaire ? Nous l'osons. Nous n'avons pas eu besoin de l'entraînement d'une sorte de conviction enivrée. Nous savons, simplement, que cela est la suprême découverte de la science, et nous l'écrivons ainsi, simplement.

Qu'on nous prenne au mot, comme nous prenons nous-même la responsabilité exacte du mot. Nous avons conscience de ce que nous promettons, nous savons ce que nous devons tenir, parce que nous le pouvons, parce que nous l'avons pu.

Et l'on comprendra bien qu'il n'y a pas, ici — et que nous savons nous-même qu'il ne peut pas y avoir — de demi-mesure. Un seul mécompte de notre part vicierait tout le problème. Avons-nous pu commettre ce mécompte ? Mais nous savons bien, nous, que nous ne nous trompons pas, puisque nous détenons, par devers nous-même, **toutes les preuves de fait.** Et s'il n'y a pas de mécompte, notre Vérité est bien tout ce qu'elle se dit être, la chose hors pair que toute l'Humanité doit promptement connaître.

Et donc, notre titre devait ou paraître de prime abord extravagant, ou ne point rendre ce qu'il doit y avoir d'absolu dans nos affirmations, c'est-à-dire être tout à fait impropre par absurde modestie. Nous avons adopté le premier parti, laissant à notre vérité toute sa force et comptant sur la clarté de nos explications pour effacer l'impression première d'étrangeté.

Maintenant, si l'on s'étonne que la **suprême découverte de la Science : l'Invulnérabilité** à toutes les maladies, ne soit pas soumise aux académies compétentes d'abord, et après seulement au public, nous répondrons facilement.

Nul plus que nous ne désire l'appréciation dont il s'agit. Nous, qui sommes bien convaincu d'avoir mis la science actuelle à l'épreuve définitive, nous sommes tout prêt cependant à écouter son jugement, à elle. Nous le désirons, nous le souhaitons ardemment.

Mais le lecteur se rendra vite compte qu'il ne s'agit

pas ici d'un simple fait nouveau, d'une observation détachée, dont on puisse rendre compte dans quelques heures ; mais qu'il s'agit d'une réorganisation progressive de la vie individuelle, et l'on ne voit guère un corps de savants se mettant, en masse, à expérimenter une méthode de vie pour juger de sa valeur.

D'autre part, nous n'avons aucun titre officiel, nous sommes inconnu, et nous sommes bien résolu à ne pas risquer l'immobilité dans la négligence où on pourrait nous tenir. Au contraire, en nous adressant au Grand Public, en recevant d'abord l'approbation du bon sens, puis la confirmation certaine de ceux qui mettront nos conseils en pratique, nous nous constituerons le grand titre devant lequel certaines portes devront s'ouvrir.

Une autre raison encore, la meilleure, peut-être : comme on le verra à la fin du présent fascicule, nous transformons, en quelque sorte, toute la science en bon sens, nous croyons que la science spécialisée et infiniment détaillée va perdre de son importance. La science, telle que nous l'entendons, serait donc mal inspirée à aller recueillir l'approbation des compétences complexes, avant d'affronter le Grand Sens commun. Si notre Méthode ne peut pas être comprise, discutée, adoptée à fond par le seul sens commun sans autre référence, c'est qu'elle n'est pas la sagesse normale que nous avons cru réaliser.

Et non seulement nous convertissons la science en bon sens, mais, comme on le verra également, nous fournissons le critérium de l'inutile et de l'utile dans l'œuvre de la pensée ; de sorte qu'un triage considérable doit avoir lieu de toute la monstrueuse érudition moderne. Serions-nous reçu de bonne grâce par des hommes dont l'esprit sera peut-être pour longtemps encore habitué à cette sorte de suralimentation de savoir ? Comment pourrions-nous aller leur offrir de moins apprécier, eux-mêmes, tant de connaissances où ils placent — très légitimement d'ailleurs — une partie de leur supériorité, de leur importance sociale ?

Comment leur proposerions-nous de se réduire à cette science pratique, qu'il ne leur a pas encore été possible de constituer ? Individuellement, et dans leur secret, ils pourront acquiescer à la nouvelle doctrine ; en corps, ils ne pourraient peut-être avoir qu'une attitude de défense, de récrimination, de refus.

Enfin, nous ne sommes plus celui qui cherche, mais celui qui a trouvé. Ayant toutes preuves, quelle approbation nous faut-il encore pour passer immédiatement à la propagande, pour commencer la grande croisade contre le mal ? Nous ne mettons pas du tout, pour condition à notre croisade, l'adhésion des académies ; nous passerions outre au besoin : donc, autant partir tout de suite sans elle. Mais nous sommes convaincu qu'à leur tour, elles suivront, et que, bientôt, elles auront à notre tête leur place toute désignée.

Que l'on nous suive donc de près dans nos publications ; toutes les justifications possibles ne tarderont pas à se montrer. Et nous-même, nous nous montrerons à toutes les portes que la voix publique obligera à s'ouvrir devant nous.

PRÉFACE

A LA

DOCTRINE NORMALE

La vraie richesse est moins dans ce que nous
possédons que dans ce que nous sommes.

État actuel de souffrance.

L'erreur actuelle ne peut sévir qu'un temps
encore, **la vérité** sera éternelle.

Je ne saurais dire si tous les temps ont été pareils au nôtre ; mais, à première vue, je crois pouvoir m'assurer que cela n'est guère concevable. Nous sommes vraiment dans une époque de fièvre, de fièvre qui va toujours en croissant. On voit de partout un déchaînement d'activité incroyable, des ambitions qui se heurtent, une soif ardente de richesse, de pouvoir. On n'imagine pas que cela ait pu durer depuis toujours ; il y a beau temps que l'humanité, ou du moins notre race européenne devrait être morte d'épuisement et de détraquement. Le problème n'en réclame pas moins une solution urgente, car on sent bien qu'avec cette façon de vivre insensée, les choses ne vont et ne peuvent aller que de plus en plus mal. Ces corps et ces âmes surmenés, énervés, sont la proie de souffrances de plus en plus grandes, de plus en plus continues ; le désir fébrile, l'inquiétude continuelle s'empare de tout le monde ; la concurrence universelle s'exaspère au point qu'on se demande si tout sentiment de solidarité ne sera pas bientôt arraché de l'âme ; la lutte entre les classes s'envenime ; les pauvres aspirent de plus en plus furieusement, je dirais maladivement, vers les richesses ; pendant que les riches s'efforcent vainement de faire avec celles qu'ils ont acquises, ce bonheur pour lequel ils les avaient poursuivies.

Au milieu de toute cette incohérence, on apprend que de nouvelles et terribles maladies, comme le cancer, font des ravages rapides parmi les hommes ; d'autres maladies se répandent avec une progression terrible : la tuberculose, les maladies vénériennes, l'alcoolisme, la neurasthénie. Sans compter que toutes les règles morales, qui nous retenaient autrefois, perdent de jour en jour, et pour des raisons invincibles, tout ce qui peut leur rester d'autorité ; alors le mal déborde partout avec une force incroyable.

Tous les honnêtes gens s'écrient bien : arrêtons-nous, n'allons pas plus loin dans une pareille voie ; réagissons, faisons face au mal. Mais il ne suffit pas de dire, il faudrait savoir et pouvoir faire. Il faudrait enseigner le moyen.

Ah ! les propositions, ce n'est pas ce qui manque ! Jamais on n'a prétendu faire de plus subtiles analyses du mal ; jamais on n'a élaboré des théories d'états sociaux à venir avec autant de science. Et tout le monde parle de réformes ; tout le monde en propose. Mais tout cela n'aboutit pas ; on continue toujours à vivre de la même manière ; l'invasion du mal s'avance. Ceux qui avaient lutté la veille constatent leur impuissance, se jettent à leur tour dans la folie générale : après nous, le déluge ! d'autres sont pris d'un pessimisme profond, s'effondrent dans une tristesse mortelle. Tout le monde accuse quelque chose ou quelqu'un : c'est la faute de la société ; c'est la faute des individus ; c'est la faute des mauvaises idées ; c'est la faute de l'État ; c'est la faute de l'athéisme ; c'est la faute de Dieu ; c'est la faute des faits !...

Et, cependant, à côté de cette misérable, de cette étonnante impuissance, jamais l'homme n'a eu de pareilles ressources entre les mains. Pour s'en rendre compte, il suffit de jeter un coup-d'œil sur nos industries, sur nos travaux gigantesques, sur nos machines, sur l'accumulation formidable des capitaux ; il suffit de songer à tout ce que la science apprend de nouveau, jour par jour, faisant en dix ans le travail qu'il lui fallait peut-être plusieurs siècles autrefois pour réaliser.

Il y a entre ces deux choses, cette impuissance et cette souffrance croissantes, d'une part, et, d'autre part, cet accroissement énorme de pouvoir et de savoir, il y a là un contraste inouï. On est obligé de se dire que cela ne peut pas durer plus longtemps, qu'il y a dans tout cela un malentendu, un quelque chose qui manque encore, mais qu'on ne peut tarder à trouver. En un mot, ce progrès doit, à un moment donné, venir à bout de cette déchéance.

Or, cette croyance vague, cette espérance **est fondée.** Ce quelque chose qui fait que la science va aboutir enfin dans sa tâche, nous l'apportons. Il ne s'agit plus de théories, d'hypothèses, de possibilités, de simples idées. Il s'agit du problème tout résolu en fait. Ce fait révèlera à tous tout ce qu'il y a à faire. A partir de ce moment, il n'y a plus à discuter ; il n'y a plus qu'à constater et qu'à agir.

*
* *

Présentation générale du fait.

Aucun mal n'atteint le sage.
SOCRATE.

Ce fait nouveau qui était nécessaire, nous l'avons donc, nous le sommes, nous qui écrivons. Tout le problème social et humain s'est posé en nous, comme il est posé en tous, et il s'est entièrement résolu, expérimentalement résolu. J'ai résolu le problème de la souffrance matérielle et de la souffrance morale ; j'ai remis à jour en moi la source de tout ordre et de toute harmonie pour le dehors comme pour le dedans ; il me suffira de la montrer et de montrer qu'elle est aussi bien en tous.

Quelle que soit la merveilleuse fécondité de ce fait en conséquences de tous ordres, il est au fond la chose la plus simple, et nous nous faisons un devoir de tout exposer avec la plus grande simplicité.

Tout repose sur la manière dont on arrive à se connaître soi-même ; quand on est arrivé à se connaître dans sa loi, dans sa nature — qui est la nature —, mais à se connaître en telle manière que la réalisation de cette nature devienne enfin possible, tout est sauvé, tous les problèmes sont virtuellement résolus.

Je prétends donc, simplement, être arrivé à me connaître aussi bien, vraiment, que je connais ma maison ou mon porte-monnaie, et je suis le maître en moi, comme on est habituellement le maître chez soi, dans sa propre maison. Et cette maîtrise n'est pas peu de chose ; elle est si sûre et si complète, que j'y suis **invulnérable,** que j'y défie le **Mal** sous toutes ses formes.

Je ne veux pas expliquer présentement comment j'en suis venu là, ni à travers quelles expériences difficiles, pénibles, et qui ont bien duré huit ans. L'histoire des longs tâtonnements et des péripéties que j'ai traversées — histoire que je tiens cependant en réserve — est une chose touffue et complexe qui n'a vraiment pas grand intérêt, pour le moment, et qui n'a d'ailleurs pas laissé de traces dans la simplicité finale du résultat ; et il est plus urgent, en même temps que plus intéressant pour tous, et plus agréable pour moi-même, d'exposer toutes les facilités de ma science, pluôt que les longueurs difficiles de sa préparation. Et ma science, j'ose le dire, porte toutes **sciences à leur faîte,** car elle leur permet, pour la première fois, d'aboutir au bonheur de l'homme qui est le faîte de tout.

En deux mots, j'ai donc été très gravement malade ; non de maladie aiguë, toutefois, mais de plusieurs maladies chroniques qui devaient m'amener au point d'être condamné par les médecins. Néanmoins, j'ai toujours travaillé, malgré mon état de fatigue ; j'ai dû rester à la tête de mes affaires pour ne point voir la gêne s'asseoir à mon foyer. Nécessité atroce, pour les cas ordinaires, mais qui fut, dans le mien et comme je pourrai le montrer, une condition de mon salut.

Comme tout le monde fait en pareil cas, je me suis confié aux mains de différents docteurs et, en dernier lieu, d'un chimiste biologiste, assisté d'un docteur hygiéniste ; et ce sont ces derniers qui me mirent sur le chemin **du bonheur.** Et à leur insu, certes, puisqu'ils ne connaissent même pas, à l'heure actuelle, les conséquences surprenantes du parti que j'ai su tirer de leurs soins et de leurs conseils.

Il s'agit donc, pour moi, de montrer à tous la voie que j'ai parcourue et de la rendre accessible à chacun. Les difficultés que j'ai pu y rencontrer personnellement, et qui sont celles d'une première exploration, n'existent plus pour personne. Par la " **Méthode** " qui résume finalement toute mon expérience, chacun, je m'en porte garant, peut obtenir **infailliblement l'invulnérabilité.**

Il suffit, selon moi, d'observer un peu la nature, pour comprendre combien elle autorise, combien **elle attend** une pareille tentative. Il s'agit de nous laisser enseigner par la nature et de l'observer, pour commencer, dans l'élément capital par quoi elle se détermine en nous : je veux dire le **sang.**

La nature est prête à faire presque des miracles, pour ceux qui sauraient obéir à sa loi. Savoir se conduire soi-même n'est rien autre que savoir conduire la nature et être maître de son petit univers.

Et combien cette observation devient facile et féconde, lorsqu'on sait s'y guider par les parentés et les correspondances profondes que présentent les deux milieux, celui du dehors et celui du dedans ; qu'on a su déjà voir combien cette parenté et ces correspondances étaient une loi étendue et souffraient peu d'exceptions ; en un mot, combien l'homme et le monde étaient faits l'un de l'autre et l'un pour l'autre. Celui qui aura vu cela autant qu'il faut et sous l'angle qu'il faut, celui-là sera, comme j'estime l'être moi-même, un philosophe, un parfait scientifique, un vrai sage ; et la sagesse doit être telle, suivant l'antique croyance, que celui qui la possède ne puisse plus se laisser atteindre par le mal.

Et le mal est justement la correspondance normale rompue entre les deux termes, entre le dedans et le dehors, entre le microcosme et le macrocosme. Tout l'ordre rêvé par les philosophes de tous les temps, toute l'harmonie rêvée par les poètes consiste dans cette harmonie profonde à rétablir entre la nature et l'homme, et toutes les harmonies morales et sociales en naîtront à leur tour. Et comme cette correspondance est, avant tout, d'ordre physique et physiologique, c'est par l'observation des lois physiques et physiologiques que l'humanité était appelée — que j'ai moi-même réussi — à éliminer le mal.

Or, j'affirme bien haut que j'ai réalisé cet équilibre, que tout conflit a disparu entre la nature et moi, que je connais donc la véritable loi de ma nature et que je suis **invulnérable.** Je veux le crier pour que toute l'humanité l'entende, car l'humanité tout entière est évidemment **victorieuse** dans ma victoire. Je connais le chemin du bonheur ; je l'ai parcouru : rien de plus facile, pour moi, que d'y diriger mon semblable.

Et je compte, en cela, être entendu d'abord de celui qui souffre le plus, car la souffrance pose en lui le problème sous une forme aiguë et pressante, et mon bonheur infaillible ne peut qu'être le bienvenu auprès de tout malheur conseillable. Quant aux sceptiques, ils viendront à ma religion par une autre voie. Souffrant moins, ils croient pouvoir dédaigner tout secours. Mais, quand la " **Méthode** " aura triomphé chez les autres, il s'établira un courant d'imitation qui triomphera de leur indifférence, et la tendance, au moins, qui est en eux, au bonheur plus vrai et plus complet, contribuera à nous les amener. Notre religion est faite et fondée là-dessus : notre méthode est appelée à se répandre, par toute la terre, de proche en proche, en dépit de toutes les résistances momentanées. Le mal sera vaincu, telle est notre prophétie.

Où se trouvent les philosophes et les sages qui puissent faire avance de prétentions aussi hautes que celles-ci ? Pour entreprendre de conduire les hommes, par exemple, ne faut-il pas d'abord être maître de soi ? Et qui est donc maître de lui, s'il ne peut même pas éviter les troubles et les maladies de son corps ? Les médecins, eux-mêmes, ne montrent-ils pas, par leur propre souffrance, qu'ils ne comprennent guère la source du Mal, et ne montrent-ils pas en fait qu'ils n'ont pas encore ce qu'il faut pour l'arrêter, l'empêcher de se répandre, de s'étendre d'une manière menaçante, comme cela a lieu de nos jours, de devenir intolérable, suppliciant, et de nous conduire à tous les dégoûts, à toutes les neurasthénies, à la haine et à la crainte de la vie ?

Certes, rien n'est plus généreux que d'aimer les hommes, de vouloir leur bien. Mais, comme tout cela est difficile en fait, si l'on manque du sens réellement pratique, d'une méthode rationnelle, de la véritable orientation de la vie, de la science absolue, en un mot !

Eh bien ! ce n'est pas notre cas. Si audacieuse, si grave que cette prétention paraisse de la part d'un inconnu, nous n'avons pas une simple philosophie d'intention, mais une philosophie de fait, d'action ; non pas une philosophie gémissante, mais une philosophie agissante, heureuse, victorieuse, en perpétuel succès ; une philosophie qui peut faire toutes les promesses et tenir toutes les promesses. Et cela, toute notre pratique, toute application qui se fiera à nos indications, le démontreront de plus en plus.

Nous pouvons le proclamer, il y a quelque chose de changé dans le monde ; il y a un fait nouveau qui est le germe d'un milieu meilleur : **la vie normale,** l'Harmonie, vient de commencer en nous. Rien n'étouffera ce commencement, et rien ne l'empêchera de continuer de se répandre partout. C'est le grand moment psychologique de l'évolution humaine, le moment où l'Humanité va se rendre compte pour quel résultat elle a marché et peiné jusqu'à ce jour. Et la vie normale se répandra parce qu'elle est la loi, et que c'est, en quelque sorte, encore la loi, que la loi puisse et doive triompher ; car la nature n'a rien fait en vain.

Et de telles affirmations n'expriment pas le seul élan généreux, mais vain, d'une imagination vers l'avenir ; encore moins expriment-elles une présomption personnelle exaltée. Non ; s'il y a enthousiasme, il ne s'élance que dans la mesure des résultats probants déjà obtenus, il croit sur le seul terrain pratique des faits ; il se sent d'abord froidement justifié. Et le temps fera la preuve pour tous. Qu'on ne nous condamne pas avant de nous avoir pu juger par nos actes.

Comme nous l'avons dit, du peuple innombrable des souffrants sortira nécessairement notre premier contingent de fidèles. Celui qui souffre nous aidera parce qu'il aura vite découvert qu'en nous aidant il se sert lui-même infiniment. Le sceptique ne nous aidera pas immédiatement, sans doute, mais il sera bien incapable — et pourrait-il même être désireux ? — de mettre obstacle à notre évolution et à l'évolution générale. Et, par sa résistance, le scepticisme se révèlera comme étant la **forme du mal** la plus tenace, la plus rebelle ; dans laquelle le mal s'est fait insensible, dur, ennemi plus redoutable de l'homme que la souffrance vive ; car la souffrance est bonne, puisqu'elle nous avertit, qu'elle est déjà, en elle-même, une protestation. Mais la nature n'est pas morte sous le sceptique. Avec le temps, par le contact prolongé et, en quelque sorte, de plus en plus convergent d'un milieu qui se normalise, la nature aura en lui un grand réveil ; elle vibrera à l'appel universel **du Bonheur normal** ; le scepticisme se fondra, comme une glace superficielle mordue par les rayons chauds du matin.

Quelle catégorie d'hommes, quelle classe sociale, quels intérêts, pourront appréhender à l'annonce de tels changements ? Est-il possible qu'un seul homme ne voit pas son bien assuré dans la débâcle universelle du **Mal** qui se prépare ? Est-ce que nous ne promettons pas la satisfaction de l'intérêt suprême, de l'**Intérêt ★** qui est seul poursuivi sous les noms multiples **des intérêts ?** Est-ce que tout le monde ne lâcherait pas, au besoin, le vil cuivre pour courir à celui qui offrirait l'or ?

*
* *

Dois-je expliquer maintenant mes moyens, définir ma pratique courante ? Je ne saurais trop le répéter, pour obtenir la pureté, la paix, la tranquillité, la sécurité invulnérable du corps et de l'esprit, il s'agit moins de recettes ou de procédés d'hygiène quelconque que d'une certaine **conduite** à suivre. Et cette conduite est méthodique ; mais cette méthode n'est pas non plus un régime arbitraire et plus ou moins artificiel qu'on s'impose ; cette méthode est la "**méthode naturelle**", ou, plus exactement encore, la méthode même de la nature, et la loi de la nature est méthode. Et toute cette nature méthodique enfin se résume physiologiquement dans la grande loi de nutrition où l'équation de la nature extérieure et de la nature intérieure se trouve parfaitement résolue.

Et l'on ne négligera pas les moyens d'hygiène ; mais il s'agit beaucoup moins d'en trouver de nouveaux, ou même de les employer tous, ou même encore de choisir parmi eux, que de savoir reconnaître, en toute occasion, **la mesure** dans laquelle il faut les appliquer. Car il ne s'agit en tout que de la mesure, de la mesure conforme à la loi, de la mesure qui est comme la conscience et le jugement spontanés de la nature, et qui doit nous dire, comme fait le devoir dans l'ordre moral : ne fais pas ceci, fais cela, ne va pas plus loin, ajoute encore, etc... La **Mesure** et la **Méthode** doivent

---

★ Le bonheur.

être nous-mêmes tout entiers, en tant que bien inspirés en tout, selon notre nature. Et notre nature ne peut que se regagner elle-même dans l'observation graduellement plus conforme que nous faisons de sa mesure ; elle ne peut que progresser vers son état normal, puis dans son état normal. Progrès d'autant plus sûr et d'autant plus large qu'il a déjà plus acquis : chaque amélioration formant la base pour une série d'améliorations nouvelles ; chaque gain nouveau en forces physiques ou morales ne pouvant que préparer des gains ultérieurs, si la même méthode qui les a produits s'applique avec la même sagesse, à les féconder à leur tour ; tandis que l'homme sans méthode ne peut que perdre, au premier hasard malencontreux, ce qu'un hasard heureux a pu, seul, lui permettre d'acquérir. Et cette sorte de don de capitalisation, propre à l'être en retour vers son état normal, est bien la preuve la meilleure que celui-ci puisse se donner de la faveur intime dont la nature soutient ceux qui la reconnaissent et la suivent.

Et, en vérité, la nature devient toute une révélation pour ceux-là. Elle leur parle vraiment au-dedans — et aussi au dehors ; partout elle les enseigne. Et, je le dis, elle nous enseigne même les vertus morales, même les vertus sociales, au moins quant à leurs fondements profonds dans notre être. Ainsi, le bien-être intime qui résulte de l'observation de la mesure, cette netteté physiologique, cette douce régularité de l'organisme dans toutes ses fonctions, cette sérénité physique est bien la grande base nécessaire d'une conscience morale sereine, douce, réglée, nette. Tout le mal moral et social se réduit à des suites d'**incohérences de la conscience** (quiconque peut, au simple examen un peu attentif, se rendre bien compte de cela), et l'incohérence de la conscience est inévitable quand celle-ci est solidaire d'une vie physiologique incohérente et troublée. La conscience est dans un organisme anormal, comme un vaisseau léger sur un océan travaillé par la tempête : nulle sécurité, nul repos, nulle tranquillité dans le navire ; mais l'affolement, le désespoir, bientôt l'irraison ; sans compter les tourbillons profonds qui engloutissent tout parfois et précipitent l'âme dans les abîmes de l'inconscience criminelle.

Le bonheur et la vertu morale ne vivent, pour ainsi dire, que dans l'atmosphère générale du bonheur et de la vertu physiologiques ; l'état de nos sens, de nos organes, de nos humeurs, de nos muqueuses, de notre sang, retentit sur l'état de notre cerveau, fait, lui-même, après tout, de muqueuses, d'humeurs, d'organes, etc. ; et inversement d'ailleurs. Le bonheur et la vertu exigent l'union harmonieuse des deux.

Et toutes ces remarques ne sont-elles pas des vérités bien simples, que tout homme, même anormal, peut arriver aisément à pressentir de lui-même en s'observant intérieurement ? Ne sont-ce pas, j'oserai dire, des vérités de pur bon sens ? Celui qui m'écoutera, du fond de lui-même, sans parti pris, avec le seul désir d'ouvrir sa conscience à la part de vérité qu'il supposera que je puisse apporter, celui-là sentira qu'une communication supérieure s'accomplit entre nous, qu'il ne s'avance point pour recevoir un instant le contenu d'une opinion particulière et contestable, mais pour recevoir une communication de la nature, de ma nature à sa nature qui sont la même nature ; il sentira que c'est quelque chose de lui-même qui lui parle en lui ; si mauvais, si dénaturé soit-il, le fond de vérité, de nature, de droiture, qu'il a dù conserver en lui, sous peine de mourir, se réveillera. Et, déjà, tout s'ébranlera en lui, le bras de fer du mal se desserrera autour de son cœur ; il aura le pressentiment de la délivrance, il percevra la poussée d'une nouvelle foi, dont les rameaux jetteront bientôt de l'ombre sur son scepticisme. Car c'est ici, vraiment, le sang qui parle au sang ; **ma vérité** vient parler à toutes les fibres de l'homme.

La Question du Sang.

> Les maladies qui viennent des hommes
> peuvent être empêchées par l'homme.
>
> SYDENHAM.

Ce sont les effets du sang que nous avons surtout observés ; ils servent, parallèlement à l'ordre naturel lui-même, de point de départ à tous mes raisonnements sur toute question vitale ; je les tiens, en permanence, sous le foyer de mon attention pratique, comme le mécanicien reste les yeux fixés sur le point de sa machine d'où dépend tout le fonctionnement de l'ensemble, où viennent se manifester toutes les phases de la marche totale. N'est-ce pas de ce sang que se reforme à chaque instant toute notre vie ? Même nos pensées ne sont-elles pas comme les fleurs les plus haut-poussées sur ce terreau liquide ? Il s'agit de nous connaître à fond (mais toujours pratiquement, entendons-nous) dans la composition et dans la circulation de notre sang. Et la mystérieuse importance du sang a été proclamée, de tous temps, par cette sorte d'horreur sacrée, que son épanchement accidentel, au dehors du corps humain, a toujours provoquée dans les âmes. Le sang fuyant l'homme à travers des plaies est le spectacle le plus angoissant que l'homme contemplera jamais.

Pour être normal, pour être invulnérable, pour être maître de soi, il faut donc commencer par être maître de ce fondement de notre être ; il faut se savoir gouverner jusque dans le sang, ou, plus exactement, à partir du sang ; savoir le rapprocher de — puis le conserver dans — la loi de sa composition et de sa circulation vraiment naturelles ; il faut le préserver absolument de tout mal, le maintenir sain et pur.

C'est, en effet, jusqu'au vice du sang qu'il faut remonter, pour trouver la raison première de toutes les maladies et indispositions qui peuvent survenir.

Les circonstances diverses du dehors y collaborent, mais, à elles seules, elles eussent été impuissantes, si le sang ne leur avait pas préparé, en lui-même et dans l'organisme, les facilités d'une intervention perturbatrice.

De son excès de chaleur, de sa température anormale, proviennent telle catégorie d'affections comme les rhumes, angines, bronchites, catarrhes, pour ne citer que les plus courantes. Nous pourrions y ajouter les intolérables maux de dents, les migraines et les maux de tête, qui rendent parfois la vie insupportable ; le rhumatisme goutteux. De ce même excès de chaleur et de circulation, proviennent la fièvre, la congestion, qui peuvent être longtemps en nous, sans que nous nous en rendions compte, sous une forme atténuée, mais d'autant plus nocive que leur action se répète sournoisement longtemps, et peut arriver à prendre insensiblement des proportions mortelles, sans que nous ayons à temps le gros avertissement qui nous fera réagir. De tout cela proviennent foule de maladies inflammatoires plus ou moins graves, souvent extrêmement dangereuses.

L'accélération du sang est le résultat de sa propre composition trop chargée d'éléments excitants qui proviennent, par exemple, de l'assimilation des viandes (plus ou moins dénaturées quelquefois et qui augmentent, par ce fait, l'intoxication), ou de l'alcool, du café, du tabac, etc..., catégorie d'aliments qui jouent, sur le sang, un rôle assez semblable à celui de l'essence jetée sur du feu.

Les excitants produisent donc le mouvement accéléré du sang et l'augmentation de température ou la fièvre ; mais d'où vient la congestion ? Une première cause est l'opposition du chaud et du froid, d'autant plus dangereuse qu'elle est plus grande et plus brusque. Ce milieu extérieur subitement trop froid nous sera offert par l'air ambiant ou, simplement, par les aliments — surtout liquides — qui viennent en contact avec les muqueuses du tube digestif. Et le sang lui-même s'offre et offre l'organisme au mal par sa température excessive qui accroît le contraste avec le dehors.

Une autre cause occasionnant la congestion est la surcharge alimentaire, la trop grande quantité d'aliments ingérés, laquelle propose, successivement à chacun de nos organes, un travail qui dépasse sa capacité fonctionnelle moyenne, et pour lequel il manque à la fois de force et de temps. De là cette obstruction générale de l'organisme par des matériaux inutilisés et brûlés insuffisamment, et qui donnent, d'ailleurs, par cette seule oxygénation incomplète, une foule d'intermédiaires chimiques d'action désastreuse pour les tissus. C'est là l'origine de l'intoxication, source des maladies infectieuses.

Et ainsi, toutes les causes des troubles de l'organisme peuvent être aisément mises au jour par nous; cette étude nous l'avons faite à fond, ainsi que celle des moyens efficaces de remédier à tout, dans notre **" Méthode rationnelle "**.

Pour employer la comparaison de la machine, c'est à nous, donc, de la savoir entretenir dans la mesure qui convient, de lui administrer les matières en quantités et en qualités voulues pour le meilleur rendement et pour la moindre usure.

N'apporterons-nous pas, à la direction de notre machine, une science et des soins égaux à ceux dont nous entourons les mécanismes insensibles que nous lançons, comme de fidèles légions de métal, à la conquête du cosmos? Serait-ce parce que nous en sommes encore plus responsables, parce que nous en dépendons de plus près, parce qu'elle est faite de nos entrailles de souffrance ou de joie, que nous la négligerions! Si la science n'a pas pu, en fait, elle doit, en principe, commencer par là. Nous devons d'abord être de cette machine, dont nous sommes, à la fois, l'ingénieur, le mécanicien inamovible et l'appareil lui-même tout palpitant de vie, nous devons en être la conscience directrice parfaitement éclairée et parfaitement sûre.

En quoi consiste la Découverte.

La vraie science et la vraie étude de l'homme,
c'est l'homme.

CHARRON.

Ici nous pouvons préciser le point où il y a eu découverte de notre part, avancement de la science.

L'invulnérabilité et le bonheur sont une affaire de conduite, de conduite raisonnée et inspirée en même temps par la nature de plus en plus normale. Et ce sage raisonnement, le raisonnement fondamental est celui qui reflète l'évolution de notre nutrition. Il faut comprendre, à tout prix, ce que deviennent les aliments que nous absorbons, et la manière dont nous sommes affectés par nos dépenses. Le grand moyen de contrôle est l'examen des urines et des selles. Partant de la complexe urologie actuelle, nous avons inventé **l'urologie normale,** c'est-à-dire l'examen simplifié, pratique, possible par tous, facile comme une fonction habituelle, qui **suffit** pour la surveillance naturelle et continue de l'état de notre sang. Et nous en avons fait de même pour l'examen des selles.

Que cette découverte fût infiniment féconde, cela en est bien la preuve que, par elle, j'en suis venu à la découverte de **l'état invulnérable,** du **tempérament normal.** Le petit avancement de la science était de telle nature qu'il jetait tout à coup la science à son but, à sa décisive victoire.

Qu'on nous permette, à titre de confirmation, de citer ici un passage d'un de nos savants biologistes, le Docteur GAUTRELET (*Urines, dépôts, sédiments*) :

« La Chimie biologique, à nos jours, a fait de tels
« progrès qu'elle arrive à déceler, en les prévenant la
« plupart du temps, toutes les maladies du corps
« humain.

« C'est dire combien il devient facile à l'obser-
« vateur praticien, du jour où il a **compris** les causes

« et les effets du déséquilibre chimique du plasma
« sanguin, **de se garantir lui-même de toute**
« **maladie.** »

*\
* *

Tout mon travail, toute mon expérience reposent
essentiellement sur les effets chimiques du sang et sur
la puissance digestive de l'estomac ; deux choses parfaitement solidaires d'ailleurs : la qualité et la circulation
du sang dépendant aussi bien de la puissance digestive
de l'estomac, que celle-ci des effets chimiques du sang
et de sa circulation.

Du jour où je suis arrivé à me rendre compte qu'il
y avait toujours possibilité d'obtenir un certain équilibre
chimique du sang en le maintenant à un état approxi-
mativement neutre entre les éléments acides et les
éléments alcalins, j'ai compris, du même coup, qu'on
pouvait déterminer par là l'amélioration de tout l'organisme, mais surtout et en particulier de l'estomac, et
qu'on pouvait ainsi le faire digérer normalement. J'ai
compris aussi que cette double amélioration fondamentale devait suffire à communiquer à l'organisme les
forces nécessaires pour surmonter graduellement toutes
les causes du mal et arriver à se rendre invulnérable.
De nombreuses expériences sur moi-même et sur les
miens me permirent de constater que mon hypothèse
était fondée.

L'amélioration progressive de l'estomac et de tout
l'organisme — et leur fatigue aussi bien, d'ailleurs —
trouve son contrôle dans les résidus. Au fur et à mesure
que les troubles de l'estomac diminuent, nous voyons —
preuve manifeste — les troubles des urines diminuer
parallèlement ; et nous trouvons, d'autre part, dans
l'examen des selles un contrôle encore plus probant ;
sans compter la preuve la plus intéressante vraiment que
constitue pour nous le mieux être frappant ressenti
dans tout notre état. Et ainsi l'efficacité de la Méthode
se trouve démontrée par l'évidence de ses résultats.

Noterons-nous que la différence des tempéraments n'apporte ici nul obstacle (¹)? La raison en est facile à comprendre : tous les procédés d'hygiène sont subordonnés à **la Mesure** (dont nous parlerons plus loin spécialement), laquelle s'approprie à chaque tempérament ; les uns étant plus ou moins arthritiques, les autres, inversement, plus ou moins lymphatiques (excès d'acidité dans le premier cas, insuffisance d'acidité réelle dans le second). Et cette heureuse unité de la Méthode dans la diversité même des tempéraments et des cas, toute déconcertante qu'elle paraisse de prime abord, est justement pour nous le point capital de la doctrine normale ; nous nous en expliquerons facilement le moment venu.

Après ces premiers résultats, il suffit de continuer les procédés d'hygiène qui les ont obtenus, en en modifiant comme il faut la mesure, suivant l'augmentation des forces de l'organisme ; afin que, d'une part, l'équilibre du sang soit constant, et que, d'autre part, de nouvelles forces viennent accroître celles existant déjà.

Mais n'ayons garde d'oublier ici un élément moral dont l'effet n'est peut-être pas moindre que celui des procédés matériels. Nous voulons dire cette espèce d'encouragement, d'auto-suggestion victorieuse que deviennent pour nous la certitude croissante d'un relèvement général, et la confiance que nous prenons en la nature qui se répare.

Et maintenant, s'il y a augmentation graduelle des forces, la résistance organique, la résistance du sang, en particulier, ne peuvent que s'accroître ; et la force défensive générale, soit contre toute action microbienne

---

(¹) La pluralité des tempéraments provient, suivant nous, des diverses manières dont on a pu s'écarter de l'état normal ; revenir à l'état normal, c'est donc revenir, évidemment, à un véritable tempérament commun, le seul tempérament naturel, et il est de toute évidence que, si nous parvenons à faire disparaître tous les vices de l'organisme, nous devons arriver à ce tempérament unique ; le tempérament normal.

provenant de l'air respiré ou de l'aliment pris, soit contre toute action violente du froid ou du chaud, cette défense arrive au point de faire tout l'organisme inattaquable.

On m'objectera peut-être que, dans telles maladies chroniques relatives à d'autres organes : foie, cœur, poumon, rein, intestin, de même que dans les maladies aiguës, il ne suffit pas de s'occuper de l'état chimique du sang et de la digestion de l'estomac, mais qu'il faut, dans ces cas, par les médications appropriées, viser au plus urgent. Nous l'admettons, en effet, pour certains cas d'exceptionnelle gravité. (Il nous sera facile, au moment voulu, de montrer combien cette médication même devra se réduire à peu de chose, en attendant de la supprimer tout à fait, en nous dirigeant sur l'observation méthodique des effets chimiques du sang.) Mais nous ferons remarquer, toutefois, que toutes les maladies, quelles qu'elles soient, dérivent de la congestion, de l'inflammation ou de l'intoxication ; et il suffit, comme notre méthode le fait, de détruire l'inflammation pour enlever toute force au mal et arriver à le faire disparaître.

Et qu'est-ce qui crée l'inflammation, la congestion et l'intoxication ? La chimie biologique le décèle, c'est principalement la disproportion entre les deux éléments acide et alcalin. C'est de cette disproportion que découlent tous les désordres et tous les troubles de l'organisme, et il est même reconnu en ce cas que c'est toujours l'organe le plus faible, soit par hérédité, soit accidentellement, qui se trouve le plus vite lésé ou simplement atteint par la congestion. Si notre Méthode parvient donc à équilibrer les deux éléments en question, l'ordre, la désintoxication, la décongestion doivent suivre tout naturellement.

Il nous est impossible d'en dire plus long dans ce peu d'espace. Notre Méthode Rationnelle entrera plus avant dans la théorie et dans l'application.

Ce qu'il ne faut jamais perdre de vue, c'est la

solidarité de toutes les parties de l'organisme. Que l'un de nos organes soit envahi par le mal, tout l'organisme souffre et la déchéance arrive. A l'inverse, si l'un des organes parvient à fonctionner normalement, la normalisation est, du même coup, engagée pour tous les autres. Cette solidarité, c'est le sang qui l'établit en se rendant partout et en portant, à chaque organe, le résultat de l'action de tous les autres. De sorte que tout dépend, en fin de compte, de sa qualité : que cette qualité soit bonne, toutes les fonctions iront normalement.

Si la nature est rigoureuse dans ses lois, cette rigueur ne se tourne pas contre l'homme qui sait comprendre ces lois ; et cette rigueur, alors, est toute entière en faveur de la défense de l'organisme. Toute la rigueur se manifeste pour ceux qui s'écartent de la loi, pour ceux qui suivent des chemins de hasard loin de celui qu'il faudrait suivre ; et nous tombons d'autant plus dans ce défaut que nous administrons notre organisme sans règle et sans contrôle. Ce qui nous sauve quand même du mal, c'est la réaction de notre organisme, sans laquelle nous aurions été depuis longtemps anéantis par nos fautes. Cette réaction est aussi bien morale que physique, et nous nous efforçons de réagir par la pensée, par le sentiment, contre les événements qui voudraient nous atteindre. Nous luttons contre tout ce qui est susceptible de nous faire du mal, chacun de nous réagissant de la manière qui lui semble la meilleure.

Grâce à cette réaction, nous arrivons cependant parfois à prendre, comme on dit, le dessus du mal, et, par cette défense spontanée, nous réparons, dans une certaine mesure, les effets de notre ignorance dans l'administration de nos aliments et dans la mesure de notre activité ; car tout tient à ces deux choses. Mais la régularisation de ces deux fonctions fondamentales, en conformité avec les exigences de la loi naturelle, ne peut être obtenue que par une science et une sagesse pratique constantes. Et, sans cette sagesse primordiale, il n'est, d'ailleurs, nulle autre sagesse.

L'ignorance dans la conduite est donc la source de toutes nos maladies ; et la conduite pourrait parfaitement prévenir le mal. Comme le dit la croyance populaire, mieux vaut prévenir que guérir ; mieux vaut fermer au loup la porte de la bergerie que de lui faire la chasse quand il y a déjà commis des ravages profonds et qu'il s'y cache.

Ainsi de notre corps, dont l'intérieur impénétrable est d'autant plus propre à cacher la présence du mal. Quand nous souffrons le plus il nous semble que le mal soit partout ; si la souffrance fait trêve, il semble qu'il ne soit nulle part. Mais le mal y est toujours ; nous sommes toujours menacés. Et le loup est ici le vice du sang qu'il nous faut extirper complètement si nous voulons jouir d'une définitive sécurité organique.

Il ne faut donc s'occuper, pour ainsi dire, pas du mal lui-même, mais uniquement du vice du sang ; ne cherchons la solution que là. Tel est le chemin qu'a suivi notre découverte. Nous avons voulu uniquement rétablir l'état normal du sang par la bonne conduite pratique, et par là rendre impossible toute maladie.

Il est facile d'y arriver lorsqu'on a bien compris combien la nature s'efforce elle-même vers cette solution, combien elle se prête aux vrais moyens rationnels de lui rendre son intégrité.

Tout le problème nous apparaît dès lors avec cette simplicité : de la pureté du sang dépendent la force de l'organisme et la véritable santé ; de son vice dépendent les innombrables maladies — se rendre compte, donc, de tout ce qui fait varier l'état normal — du sang et rechercher systématiquement la conduite qui peut aboutir au maintien de cet état normal.

Cette expérience ayant justement à sa disposition, sous forme d'aliments, de dépenses et de mesures d'hygiène, d'une part, et, d'autre part, de résidus et autres signes de contrôle, tous les moyens pour se reconnaître et se parfaire, il n'est pas croyable qu'on puisse tenir le résultat heureux pour impossible. Ce serait là comme une sorte de doute injurieux à l'égard de la nature. Quant à nous, nous sommes arrivés au but et nous défions dorénavant le mal quel qu'il soit.

*
★ ★

Le Sang et la Conscience.

> Ce que tout homme doit avant tout poursuivre, c'est le développement le plus complet de ses facultés, afin de s'élever jusqu'à l'expression la plus riche et la plus forte de son être tout entier.
>
> HUMBOLDT.

Si le sang n'est pas ce qu'il doit être, et si, par suite, rien dans l'organisme n'est ce qu'il doit être, comment voulez-vous qu'une sensibilité normale, des idées normales, des désirs mesurés et sains, en un mot, une conscience générale saine, heureuse, pondérée, toute de clarté, puisse se maintenir ou se développer de tout cela ? La conscience n'est que le résultat de tout ce qui se passe en nous, et ce qui se passe en nous se fait tout en présence et sous l'action du sang.

Si vous avez un organisme gêné, de toutes parts, de fièvre, de congestion, d'inflammation, d'intoxication, que sera l'habitant d'une telle maison : l'âme ? Elle sera malheureuse et inquiète, incohérente, obscurcie, malsaine, sans harmonie, instable. Et c'est ce que nous voyons bien dans la vie courante ; toute la vie extérieure de l'individu et la vie sociale sont gâtées par la présence, en dessous de tout, de cette morbidité plus ou moins déclarée. Au lieu de procéder par nettes volontés et droits désirs, tout le monde marche au hasard, par énervement, irritation, exaltation, effarement ou lassitude, dégoût. De nos jours, ce mal arrive à faire une véritable angoisse générale sous le nom de neurasthénie, sorte de sombre épidémie nerveuse qui est comme la forme nouvelle des hystéries contagieuses qui secouèrent le moyen-âge.

Un cerveau, porté par un organisme entièrement sain, doit faire face aux plus forts événements moraux, non pas sans en être touché, cela est sa fonction, mais sans en être diminué d'aucune manière, sans en être lésé. Le désespoir, l'ennui, la colère, la mauvaise humeur, la crainte, le regret, l'impatience, la cruauté, etc..., représentent la déroute de la **sérénité naturelle** devant cette guerre sournoise des morbidités latentes ou déclarées. Quoi d'étonnant à ce que toute une famille soit malheureuse, lorsque le père et la mère sont dans de telles conditions ? Comment pourraient durer la justice et l'amour ? A l'usine, à l'atelier, au bureau, comment la paix, la concorde, l'amitié, arriveront-elles à gagner du terrain, à prendre leur place naturelle entre les hommes ? Le chef lui-même, sur qui repose de décider ce que devra être l'esprit commun des collaborateurs, le chef est envenimé par le mal, égoïste, injuste, parfois cruel. Et quelle attitude reste-t-il aux autres, eux-mêmes violents, faibles, instables, irrités, sinon le mécontentement acerbe, la rébellion rancuneuse, la haine, le besoin des représailles, des révolutions soi-disant réparatrices ?

Faut-il citer les multiples passions physiques ou morales, les dépravations de goût, les perversions des besoins qui proviennent toutes des troubles organiques ?

L'âme humaine est en démence, parce qu'elle est dans le corps comme un patient dans le lit de Procuste.

Voilà les fruits d'une hygiène ignorante ou même de l'absence de toute hygiène.

Au contraire, connaissant, d'une part, comment le commencement de tout cela est dans le vice du sang, connaissant, d'autre part, les moyens de faire disparaître entièrement ce vice, n'avons-nous pas, du même coup, le pouvoir de ramener la conduite et la vertu parmi les hommes, de guérir toutes les perversions et tous les troubles dont nous venons de parler ?

Certes, nous aurions encore beaucoup à dire sur l'hygiène publique, sur les transformations à entreprendre du milieu où nous vivons, sur la réforme de l'habitation, du vêtement, des conditions du sommeil et de celles du travail, de l'hydrothérapie populaire, enfin sur l'hygiène alimentaire publique, sur la fraude qui se répand de plus en plus, etc... Toutes les erreurs et toute la vérité sur ces sujets seront exposées en leur temps. La règle du dehors sera aussi facile à découvrir que celle du dedans, de l'organisme individuel, et d'ailleurs celle-là est déjà toute contenue en celle-ci. Pour le moment, nous faisons face à la besogne urgente ; nous allons au plus pressé, au plus malade, au plus mauvais. Quand la loi naturelle retrouvée et ré-appliquée, aura déjà éliminé la morbidité de forme la plus dangereuse et l'**inconscience** la plus redoutable : la méchanceté, la cruauté criminelle qui nous menace partout, le reste suivra infailliblement.

*
* *

La Loi naturelle et le Travail.

> La santé n'est pas simplement une des principales conditions du bonheur, elle est nécessaire pour bien travailler.

Il est bien évident que cet état de congestion, d'inflammation et de fièvre est contre la nature humaine, met obstacle à sa pleine réalisation, fait avorter, en somme, la vraie destinée humaine, puisque nous ne connaissons jamais le pur état d'homme, pur physiologiquement et, par corrélation nécessaire, moralement, intellectuellement. Que faut-il donc ? Réduire graduellement la congestion, l'inflammation, etc..., laisser le fonctionnement naturel reprendre partout le dessus, et se fier à cette nature normale ainsi reconstituée.

Réaliser la nature normale, au moral comme au physique ! Ici, ce n'est plus une vaine espérance ; ce n'est plus l'aspiration mystique vers un état inconnu ;

ce n'est plus un fruit éthéré de notre imagination. Il s'agit pour nous d'une réalité.

Et nous ne faisons plus appel, pour y parvenir, pour nous sauver, pour nous rendre heureux, à quelque puissance d'au-delà, à des forces surhumaines, à la magie des cataclysmes sociaux. C'est chacun qui crée tout, pour ainsi dire, de lui-même, en observant les lois de la nature en lui et en s'y soumettant. Soumission qui n'a rien d'une servilité, car cette loi n'est que notre loi, c'est nous-même ; il y a obéissance de nous à nous. Et l'on revient à la loi, comme on revient au vrai chemin, après s'être écarté sur des routes difficiles et sans issue, où l'on n'a rencontré que la souffrance : soit, précisément, ce que l'on voulait fuir. Et la misère et la souffrance sont ainsi à la fois la preuve et le châtiment de ce que nous faisons contre la nature.

Et observer la loi, suivre la vraie vie, c'est faire un certain effort, dans une mesure réglée. Le bonheur n'est point de telle nature qu'il nous suffise de l'attendre ; mais il est tel, au contraire, qu'il nous faille le conquérir. Mais, si nous le recherchons d'un effort conforme à la loi, il ne nous manquera point, **il sera infaillible.**

Et ainsi le travail est compris dans la loi du bonheur, et le bonheur se réalise dans le travail. Il ne faut point demander pourquoi le destin — ou Dieu — ne nous a point remis toutes choses plus achevées entre les mains. Des choses trop achevées, trop "toutes prêtes" seraient contraires à l'homme ; elles le tueraient. Il faut que le travail humain les achève. Car l'homme ne pourrait pas avoir ses besoins — et donc ses sources de jouissances — d'assimilation, s'il n'avait pas ensuite ses besoins — autres sources de jouissances — de désassimilation. Si l'homme perdait ses facultés de production, il n'aurait pas non plus ses facultés de consommation ; et ce ne sont que les deux pôles du même cercle. Et voilà pourquoi la nature devait à la fois s'offrir et se refuser à l'homme. En s'offrant, elle se prêtait à la faculté de consommation où l'homme trouve la première moitié du bonheur ; en se refusant, elle se prêtait à la faculté de dépense et de travail où l'homme trouve la seconde moitié de son bonheur. Ne pas travailler ou mal travailler, c'est tout autant souffrir que ne pas consommer ou mal consommer. Et chacune de ces deux facultés, de ces deux fonctions de l'homme a donc un double rôle. La consommation **détruit** les objets consommables et, du même coup, **crée** l'énergie humaine ; le travail dépense, **disperse** l'énergie humaine, mais, du même coup, **crée** l'objet consommable. Ce qui fait que ces fonctions, à double côté chacune, s'emboîtent l'une dans l'autre doublement, et ne sont plus rien l'une sans l'autre : la consommation créant l'énergie pour le travail en détruisant l'objet consommable, que le travail va justement reproduire pour elle ; le travail créant l'objet consommable pour la consommation, en détruisant l'énergie que la consommation va justement reproduire pour lui ; les joies du travail fournissant ainsi l'aliment aux joies de la consommation, les joies de la consommation fournissant l'aliment aux joies du travail.

Cercle admirable, qui montre bien tout ce qu'il y aurait d'insensé dans la crainte de la paresse en état normal. La paresse, le non-travail, la non-dépense, est la plus stupide des maladies ou des folies ; encore une fois, elle tuerait l'homme.

L'idée de l'attrait de la paresse est bien une suite de l'état anormal, où le travail, comme la consommation, est entièrement sorti de sa loi, et où, au lieu de simplement se dépenser normalement, l'homme peine, se fatigue, souffre. Et le travail lui est peine, parce que, travailleur, il n'est pas sain ; parce que sa consommation n'aboutit pas au but, lui fournit d'incomplètes ou de mauvaises énergies. A ce compte, même marcher, aller et venir devient une peine. Voyez le malade déclaré, affalé dans un fauteuil ou sur son lit ; deux pas le fatiguent. Va-t-il pour cela entonner un cantique à la paresse, proclamer que l'idéal de l'homme est de ne plus faire un mouvement ? Non ; il regrette ses pleines facultés d'énergie et de dépense. L'homme qui aspire à la paresse est le même malade, moins conscient de son état : il doit se dire que l'état normal lui rendrait le travail aussi nécessaire que cette consommation qu'il prétend garder comme le côté exclusivement intéressant de sa nature ; et, dès lors, pourquoi ne pas utiliser ce travail à préparer cette consommation ? Dans l'état normal, chaque homme, à travers les échanges sociaux et la division du travail, fournit lui-même à tous ses besoins. Le paresseux n'est qu'un malade qu'il ne faut pas maltraiter, mais " bien traiter ". Une hygiène rationnelle lui rendra son besoin de dépense et ses jouissances de travail.

Ainsi l'homme n'est pas servi parfaitement par la nature en ce qu'elle lui évite toute peine, ou du moins tout effort ; mais en ce qu'elle met toutes choses à une telle distance de lui qu'il fasse exactement, pour les conquérir, la dépense que réparera leur consommation. Tout est pour le mieux, justement parce que tout n'est pas " tout prêt ". L'homme étant tout facultés et fonctions, leur conservation ou leur développement s'obtiennent dans leur exercice même, et il est naturel que cet exercice s'utilise à réaliser, par son application convenable sur le monde extérieur, les conditions diverses de l'exercice prochain. Cultiver le monde pour se cultiver soi-même, voilà la loi. Mais il est bien visible que la nature fait la moitié du chemin vers nous ; elle travaille de son côté ; tout travaille : les forces, les végétaux, les animaux. Qu'à ce travail l'homme ajoute le sien, et, à travers cette jonction des efforts, la nature et l'homme se prouveront combien leur collaboration était préparée de loin, combien la nature est faite pour l'homme, combien l'ingéniosité humaine est faite pour domestiquer la nature.

Nous disons alors que tout est créé pour l'homme, pour son bonheur. Il suffisait de prendre conscience de cette harmonie virtuelle pour la faire passer à l'acte ; c'est-à-dire qu'il fallait que la science enseignât à l'homme sa loi, lui apprît à se reconnaître dans son organisme, dans son sang.

L'homme heureux est donc l'homme qui travaille. C'est par le travail qu'il trouve aussi sa liberté. Travaillant normalement, il a la paix, la tranquillité d'esprit, l'harmonie ; il ne souffre plus.

C'est pourquoi un simple paysan est parfois plus heureux qu'un homme des villes. Il vit dans un milieu plus simple, plus naturel ; il est mieux portant ; il est moins accablé de soucis. Plus brut, il est néanmoins plus libre sous tous les rapports. L'homme des villes, d'intelligence plus aiguisée, ne devrait-il pas être plus capable de se libérer ? Et le contraire a lieu : c'est lui qui est de beaucoup le plus asservi.

Après tout ce que nous avons dit, la nature du vice et sa source sont devenues visibles. Le vice est dans l'individu et c'est jusque dans l'individu que les problèmes sociaux eux-mêmes doivent venir commencer de se résoudre.

*
* *

Le Problème social.

> Il vaut mieux gagner les hommes par la persuasion que par la violence.

En même temps que nous résolvons le problème individuel, nous résolvons virtuellement le problème social ; et il n'y a pas d'autre manière de le résoudre que la nôtre. Ne montrons-nous pas que tous les vices découlent de l'état anormal de l'organisme, plus précisément du déséquilibre chimique du sang ? Si donc nous ne commençons pas par guérir entièrement l'individu ; si nous ne le rendons pas d'abord normal, stable, éclairé, harmonieux, comment pourrons-nous songer à établir l'harmonie sociale ? La société est un composé ; les individus sont les éléments : comment ferons-nous jamais un composé parfait avec des éléments imparfaits ? Comment ferons-nous un ordre total avec des parties qui contiennent chacune le principe même de tout désordre — le déséquilibre du sang ? On aura beau faire les combinaisons les plus habiles, les plus beaux projets ; on aura beau se proposer les révolutions les plus radicales, on n'aboutira pas. Et l'on n'aboutira pas, non parce qu'on s'y sera mal pris ; mais parce que, vraiment, le problème est **insoluble** dans ces conditions.

Au contraire, si vous vous proposez la révolution radicale que nous sommes maintenant capables d'accomplir dans l'individu, le problème social apparaît sous un jour d'une simplicité extrême, et non pas seulement d'une simplicité de conception, mais surtout d'une simplicité pratique.

Ne savons-nous pas tous, en effet, ce qui nous manque pour aplanir toutes les difficultés, à savoir un peu d'entente, un peu de bonne volonté générale ? Les phénomènes sociaux ne dépendent-ils pas de nous, en fin de compte, et, si nous le voulions réellement bien, est-ce que nous ne pourrions pas nous arranger entre hommes comme nous l'entendrions ? Pourquoi ne faisons-nous donc rien ou si peu ? Parce que notre bonne volonté n'est pas stable, pas durable, pas complète ; que nous savons qu'il en est de même chez tous et que nous ne pouvons donc pas avoir confiance les uns dans les autres ; et la seule confiance pourrait faire l'entente.

Or, cette rareté et cette instabilité de la bonne volonté sont le propre de l'état anormal, c'est un des caractères essentiels de l'individu dont le sang est vicié. Il suffit donc, en principe, que l'individu soit délivré de son vice interne, pour que toutes ses vertus sociales renaissent, pour que l'entente générale devienne la chose

la plus aisée et la plus habituelle ; pour que la bonne
volonté universelle aborde tous les problèmes de
l'association avec décision ferme de les résoudre dans
l'intérêt commun.

Le mal social n'est que l'impuissance individuelle
multipliée des millions de fois. Le bien social sera
l'intelligence et la bonne volonté individuelles multipliées
des millions de fois.

*
* *

La Religion.

> Je voudrais avoir une religion qui empêchât
> les hommes de se haïr, de se craindre et de
> se nuire.
>
> George SAND.

> La religion n'est pas le credo d'Église d'un
> homme, mais sa croyance pratique touchant lui-
> même et l'univers.
>
> T. CARLYLE.

L'état normal se déploie enfin en un état religieux
naturel.

Cette parfaite harmonie de la nature et de l'homme
et qui aboutit au bonheur infaillible de celui-ci, éveille
nécessairement en nous l'idée d'une préparation et d'une
protection divines. L'homme voit bien qu'on a tout fait
pour lui, qu'on l'a traité comme un Dieu, que Dieu, en
somme, est en lui, et cela n'est que la conséquence de
ce que le bonheur y est. Dieu constitue le fond de notre
véritable nature. Refaire l'harmonie entre la nature et
l'homme, c'est-à-dire domestiquer la nature, la remettre
en puissance de l'homme, c'est, au fond, remplir un
précepte naguère formulé par la vieille religion qui s'en
va : rendez à Dieu ce qui est à Dieu... Nous réalisons le
plan d'ordre comme Dieu l'a pensé. Et l'homme devient
divin ; il se voit comme son propre Dieu et comme le
Dieu des choses ; car, à travers cette harmonie du
dedans et du dehors, toute la nature extérieure lui
obéit, tout se tourne en sa faveur, tout fait sacrifice pour
lui, tout s'offre pour son bonheur, tout se propose pour

perpétuer sa substance ou faire progresser et pour orner sa divinité.

Dieu, pour nous, n'est donc plus dans l'au-delà ; il est sur terre ; son royaume est ici-bas, les gloires du paradis sont pour tout de suite ; le travail des hommes est une divine agitation.

Il est bien évident que les anciennes religions conçoivent mal Dieu et sa loi, puisqu'elles ne tirent pas vraiment l'homme de son malheur, que tous les maux du corps ou de l'esprit, les hystéries, les neurasthénies, se remarquent aussi bien du côté des croyants que des non-croyants.

Par la prière, elles arrivent sans doute à relever un peu l'espoir ; elles peuvent susciter quelque énergie morale. Mais quelle comparaison avec la puissance que nous obtiendrons par le retour à la nature normale et par l'organisation sociale correspondante, par cette collaboration parfaite de l'homme, de la nature et de la société, dans le bonheur et dans le sentiment que le Dieu réel est en tout cela, est en nous-mêmes !

La véritable morale paraîtra, quand la souffrance aura disparu du corps, pour commencer, et de l'esprit par suite. Une personne qui ne souffre pas sera toujours meilleure, plus logique que celle qui souffre. En retour, on l'aimera toujours davantage et on sera toujours plus juste envers elle.

Quant à l'élévation de l'âme, elle se produit le mieux dans la conscience du bonheur, dans le sentiment de communion divine avec la nature et avec tous les hommes, ces choses baignant toutes nos pensées, nos sensations, répandant partout et sur tout une suprême poésie.

Sans la pleine vie, sans le bonheur, sans la bonté naturelle, l'amour pur, toute élévation n'est qu'une exaltation douloureuse, difficile, qui est comme un effort suprême contre la misère et la bassesse profonde de l'organisme ; ce ne sera jamais cette puissante et naturelle élévation, cet attachement invariable au grand et au juste, dont l'homme délivré de tout mal et de toute faiblesse est seul capable.

L'homme normal aimera Dieu parce qu'il aimera les hommes, et les hommes, parce qu'il aimera Dieu, tout cela désormais étant confondu. Il ne cherchera plus à surpasser son prochain ; mais, avec lui, ils s'élèveront à la divinité de plus en plus réelle.

*
* *

La Philosophie.

> Il ne peut y avoir qu'une philosophie comme il n'y a qu'un seul vrai chemin : la vertu et la sagesse. Les faux chemins sont innombrables.

Nous donnons notre manière de voir le monde, de nous trouver dans la nature, telle quelle, sans nous préoccuper de savoir si elle coïncide avec telle ou telle philosophie existante. Nous ne croyons pas que notre philosophie — qui n'est nôtre (¹) que par manière de parler — puisse être cataloguée parmi d'autres philosophies. Elle n'est pas — nous disons cela hardiment — une philosophie, elle est " **La Philosophie** ". Elle n'est pas le résultat d'un grand effort de dialectique et d'abstraction : elle n'est que la position naturelle de la pensée ; position inévitable et d'ailleurs infiniment bienfaisante dans l'état normal ; elle représente, si j'ose dire, la manière dont notre nature s'harmonise normalement avec le monde à travers notre pensée.

Nous ne voulons pas nous demander si nous sommes déterministes ou si nous ne le sommes pas, si nous sommes idéalistes ou si nous sommes matérialistes, etc... Nous n'avons que les convictions qui

---

(¹) Rien n'est nôtre que parce que nous sommes le premier bénéficiaire, notre " la Vérité ", nôtre " la Science ", notre " la Méthode " ; mais suivant la nature, ces choses sont virtuellement celles de tous.

servent de près ou de loin au bonheur, et dont
l'efficacité, donc la vérité, se revérifient ainsi chaque
jour par le succès de la vie qui se base sur ces convictions. Nous croyons aux lois de la nature, car, sans elles,
tout serait caprice, l'homme ne pourrait rien prévoir,
n'aurait jamais rien d'acquis ; il devrait tout réapprendre
à tout instant ; ce qui d'ailleurs ne lui servirait de rien,
puisque du moment qu'il saurait, les choses seraient
déjà changées. De même nous croyons à une destinée,
à une destinée normale ; et cette destinée est faite pour
nous porter au bonheur. Ne nous laisserions-nous pas
porter par elle ? Nous poserons-nous des questions
oiseuses sur notre libre-arbitre ? Être à coup sûr
heureux quand nous voulons l'être, n'est-ce pas la plus
belle liberté ? Lorsque l'état normal sera réalisé et aura,
dans le bonheur, sa sanction permanente, beaucoup de
questions bizarres qui ne viennent nous troubler que
parce que nous sommes anormaux, disparaîtront à
jamais de notre esprit. Et alors pourquoi nous croirions-
nous tenus d'y répondre aujourd'hui ?

*
* *

Beauté de la Nature.

> Penser, est s'identifier avec la nature par
> l'intelligence et devenir un avec elle.
>
> SPINOZA.

La nature tout entière ne renferme pour l'homme, à
la fois que de l'utilité et de la poésie. A l'homme de
savoir les en extraire. La nature s'offre, quant à elle, à
distiller pour lui un bonheur sans fin ; il ne manque
qu'un ingrédient, que la nature ne saurait fournir sans
abandonner son rôle, et que l'homme doit ajouter de
son propre, non seulement pour achever les conditions
du bonheur, mais pour être capable d'en goûter
l'essence ; je veux dire qu'il faut encore le travail
intelligent.

Il n'est pas un spectacle, pas une face, pas un coin,

pas une forme inanimée ou vivante, pas une expression quelconque de la nature, qui ne soit, pour l'homme normal, pour celui qui sait voir la nature avec les yeux de la nature, qui ne soit pleine de beauté et de poésie.

Tout ce que nous croyons voir de laid, comme tout ce que nous croyons voir d'inutile en elle, n'est que notre mauvaise illusion, notre erreur, notre mauvaise manière de regarder et de comprendre, notre aberration.

Voir la nature comme elle est, la voir, pour ainsi dire, dans ses intentions profondes, dans son véritable sens, qui n'est, nous le proclamons bien haut, qu'un sens pour l'homme, une intention toute pleine de l'homme, cela est voir **La Vérité,** et cette vérité est toute beauté, harmonie, splendeur.

Et alors, la nature n'est plus, comme pour nos pauvres yeux brouillés d'anormaux, comme pour nos intelligences confuses et chaotiques, cette grande chose froide, terne, inquiétante, presqu'ennemie, au sein de laquelle nous agitons, quelques années, une vie malheureuse et sans but. Car, hélas ! notre corruption se charge de ternir tout l'infini devant notre âme. La nature devient, pour l'esprit normal, le grand décor sans ombre de toutes les joies. Tout y devient intéressant, tout y devient ami ; en tout détail, en tout ensemble, l'homme reconnaît une divine intention de le charmer. L'homme s'y trouve sollicité de toutes parts à une immense délectation et à un incessant amour. Il peut tout aimer, tout admirer, sans réticence, avec la sécurité lumineuse de l'enfant abrité au sein de sa mère toute protectrice et toute puissante.

Il peut crier : « Je crois en toi, **ô Nature !** parce qu'après le trop long malentendu des temps anormaux, je te comprends enfin. Je sais que je suis à la fois ton fils préféré et ton doux maître, parmi tous les êtres de vie qui s'abreuvent à ta substance et contemplent tes aspects. Je sais que tu ne me veux que du bien, du bien infiniment et indéfiniment ; que tu es infiniment puissante et infiniment docile. Je suis heureux d'avoir, avec

les vices de mon sang, abjuré toutes les erreurs de
mon esprit, et de pouvoir enfin, ô nature, te reconnaître
pour ce que tu es : ma mère et mon esclave ! »

Mais qu'est donc tout cela ? Ce n'est plus un conflit
obscur de matières dures, froides, imperméables ; c'est
une grande âme universelle pleine d'amour, pleine de
beauté, de poésie, d'harmonie, d'intelligence, de bonheur ; cela n'est plus froidement : le Monde ; cela est
lumineusement : Dieu ! Nous baignons dans le sein de
Dieu ; nous sommes Dieu ; tout ce qui nous touche et
tout ce que nous faisons est divin ; notre croyance est
en Dieu ; notre amour est pour Dieu ; notre intelligence
est empruntée à la raison de Dieu. Oh ! non, nous ne
sommes point de bizarres étrangers perdus par l'infini
sans bornes, condamnés à la mort demain par nous ne
ne savons quel destin capricieux dont nous ne voyons
jamais la face. Nous sommes **" chez nous "** dans notre
beau monde tout compris, tout aimé, et notre âme, qui
enveloppe tout, est enveloppée par l'âme de Dieu. Il n'y
a plus rien de petit, plus rien de misérable, plus rien
d'étranger : le Monde est une famille de Dieu qui reste
en Dieu.

Voilà ce que sent l'homme normal ; voilà ce qu'il
découvre avec son cœur et sa pensée qui savent
comprendre.

Et voyez comme la nature a tiré ses plus beaux
effets en s'approchant de l'homme, je veux dire en
faisant l'homme lui-même, en lui donnant sa propre
forme pour spectacle familier. Quoi de plus beau que le
corps et le visage d'une femme ou d'un enfant ? Ce
spectacle ne dément-il pas définitivement toute hypothèse d'un hasard radical dans les choses ? La beauté
de pareils fruits n'est pas fille du chaos. Lorsqu'ils sont
purs, ils représentent la plus haute forme sensible de
La Vérité. La nature vient en eux nous montrer tout
ce dont elle est capable, comment elle sait atteindre au
chef-d'œuvre de la pureté gracieuse. Elle nous indique
qu'elle peut faire de nous, au-dedans, ce qu'elle fait là,

au dehors. Cette pureté visible est le symbole de toute la pureté intérieure possible. Et, même, cette beauté externe tous devront l'atteindre lorsque, de génération en génération, l'influence continue de l'état normal aura rectifié toutes nos formes.

Mais voyez comme la nature est bonne. Dans l'état de perversion anormale, les formes ont pu descendre chez certains jusqu'à la laideur repoussante. Dans cette inégalité de la séduction, l'humanité allait-elle se battre autour des êtres les plus beaux, allait-elle renier tous les enfants de la laideur ? Mais la nature nous a mis au cœur une indulgente illusion. L'amour vient quand même et se charge de trouver les charmes de l'imperfection. Aucun amant n'a vu toute la laideur de celle qu'il aime ; aucun père n'a vu toute la disgrâce des enfants issus de son sang.

Ainsi, non seulement la nature n'est point coupable des disgrâces (filles d'une conduite insuffisante) de l'homme ; mais elle s'efforce de les adoucir en attendant que l'homme lui-même, par sa science enfin réalisée, se charge de les faire disparaître.

Or, ce jour est arrivé ; cette science est en notre possession ; il ne s'agit plus de récriminations, d'injure au destin. Nous pouvons tout maintenant ; il nous suffit de vouloir.

*
 * *

Conclusion, Science et Sens commun.

Le sens commun est le génie de l'humanité.
Gœthe.

Ainsi nous espérons convaincre l'homme qu'il doit apporter un changement complet de point de vue dans sa vie. Non pas que ce doive être là, pour lui, une révolution difficile, longue, au résultat de laquelle les plus héroïques seuls puissent parvenir. Rien de semblable ; il lui suffira, au contraire, de savoir alléger convenablement le fardeau de sa vie trop complexe. Il

lui suffira, pour l'économie et, à la fois, la plus grande
fécondité de sa force, de faire tout dans l'ordre et la
mesure ; et cette mesure lui viendra, très facilement, en
tout, dès qu'il connaîtra et observera la mesure fondamentale, qui est la Mesure de Nutrition.

Et la Mesure même exige que tout ceci se fasse
progressivement, surtout sans violence : toute violence,
sortant de la mesure, ne saurait être propre à y ramener.
Et la conviction préalable que nous voulons donner à
l'homme de toutes ces choses ne lui demande pas de
rares efforts de compréhension ou des luttes de
conscience tragiques. Ce que nous apportons n'est que
le bon sens lui-même. On a remarqué parfois que la
science n'était, après tout, qu'un sens commun plus
précis, plus rigoureux, plus approfondi, quoi qu'il y ait,
en somme, tous les degrés de profondeur dans le sens
commun. Nous, nous admettons cela à la lettre : la
Science, la Vérité, en tant qu'il ne s'agit là que de
l'œuvre commune de Connaissance qui doit servir à
réaliser le bonheur, la Vérité, pour être vraiment une
grande fonction normale de la vie, ne doit pas être
condamnée par sa nature à demeurer le privilège d'une
élite fatiguée de travaux infinis pour l'acquérir ; la
Vérité doit être une grande chose commune, un esprit
accessible à tous sans longues préparations ; elle doit
faire un grand sens commun mieux organisé, auquel
toute intelligence doit pouvoir participer sans autre
peine que d'être née et de s'être formée par expérience
courante au milieu de lui.

Nous estimons donc qu'on ne saurait requérir de
nous que nous connaissions tout le contenu des sciences
actuelles. On doit nous permettre de raisonner le
problème à notre manière, c'est-à-dire de la manière qui
nous a permis, à nous, d'aboutir **en fait,** par nos
raisonnements. Nous gardons de la science actuelle tout
ce qui s'est montré finalement utile ; nous avons le
droit d'ignorer désormais le reste. La Méthode, en se
formant à travers les premiers tâtonnements, puis, vers

la fin, en ne faisant plus guère que se confirmer, a fait le triage de la **vérité pratique** incluse dans les sciences. Nous sommes convaincus d'ailleurs que, si nous nous étions préalablement perdus dans le détail infini des recherches actuelles, nous n'aurions pas atteint notre but. Ce qui prouve bien que la voie suivie par nous fut la meilleure, que les simplifications adoptées furent indispensables, c'est que nous sommes seuls à toucher le résultat : **l'invulnérabilité** et, désormais, **l'infaillible prospérité de la vie.** De sorte que la " Méthode " a marché de l'avant beaucoup plus peut-être en élaguant dans la science qu'en la faisant bourgeonner à nouveau. Mais, en faisant ainsi de l'air et de la lumière dans l'arbre trop touffu et étouffé, nous avons permis au bourgeon décisif de s'affirmer, de produire les fruits définitifs qu'on attendait de l'arbre. Et qu'on nous juge donc sur ce que nous raisonnons, sur nos résultats pratiques, non d'après le point de vue habituel de la pure érudition.

Tel est notre but, qui n'est pas de continuer la science dans toutes les voies de détail où elle s'est engagée, mais, en somme, de compléter le sens commun, cet esprit général de sagesse relative qui guide et commande tous les hommes, même ceux qui croient échapper à sa prise par le raffinement et la rare originalité de leur esprit. Nous avons voulu, donc, achever la conscience commune en science commune, de manière qu'elle fût vraiment, enfin, le grand instrument collectif du bonheur de chacun. Le sens commun, par lui-même, est déjà tout inspiré par l'idée de non-excès, de mesure, d'ordre. D'une part, nous apportons la mesure fondamentale qui achève de donner la mesure dans tout le reste, qui achève de tout rectifier ; d'autre part, nous avons ouvert, en quelque sorte, les fenêtres du sens commun sur l'infini ; nous l'avons développé en philosophie, en **religion** simple, populaire, où la grande notion nécessaire de Dieu vient enfin prendre sa place naturelle et jouer le rôle par lequel elle nous permet d'achever, de couronner, de fixer notre bonheur et de l'engager sur la voie d'une progression infinie. Nous n'avons pas travaillé à une philosophie rare : nous avons travaillé à la **grande philosophie commune,** au sens commun ; nous avons voulu élever le sens commun au sens normal, achever la sagesse courante en **sagesse absolue.** Et absolue veut dire ici infaillible à faire le bonheur dans l'homme, l'harmonie dans la société et dans le monde.

Ferons-nous tout spécialement remarquer que nous sommes seuls à donner enfin à l'homme la véritable, la seule preuve possible de Dieu. L'homme, prouvons-nous, n'a qu'à suivre sa véritable nature pour être infailliblement heureux. Donc la nature a été **faite** pour le bonheur ; devant cela toute idée de hasard fait figure d'absurdité. L'homme est heureux parce qu'il **doit** l'être. Et s'il n'est point de Dieu dans tout cela, cela devient la circonstance la plus étonnante, la chance la plus fantastiquement merveilleuse qu'on puisse imaginer ; ce n'est pas moins que l'impossible devenu réel. Devant le bonheur infaillible par la nature vraie, l'homme pense aussi nécessairement à Dieu qu'en voyant les lueurs de l'aube il pense au soleil. Le bonheur infaillible est quelque chose de divin, et le divin ne peut provenir que du divin.

Et ainsi, jusque-là les hommes n'eurent pas vraiment la preuve de Dieu. Ce qui ne signifie pas qu'ils l'ont conçu illégitimement. La seule pensée du bonheur contient la pensée de Dieu, et cette pensée est ce qui a toujours animé les hommes ; de sorte que Dieu était dans leur esprit avant que de pouvoir s'y démontrer. Tant qu'ils ne renonceraient pas au bonheur, ils ne pouvaient renoncer à l'idée de Dieu, et ils devaient se payer d'apparentes démonstrations, desquelles on peut dire cette bizarrerie : que la nécessité de la conclusion y faisait la seule valeur des prémisses.

Avec nous, au contraire, la preuve de fait arrive ; l'homme se la donne rien qu'en vivant. Dieu préside

dans la conscience commune, domine le sens commun ;
le sens normal se reconnaît comme cette **religion
véritable** dont toutes les religions n'ont été que des
tentatives partiellement viciées.

Maintenant, faut-il attendre un prompt assentiment
des hommes ? Oui, sans hésitation ! Si nous avions peu
de chose ou des biens problématiques à leur proposer,
ils pourraient craindre de nouvelles déceptions et
dédaigner notre appel. Mais nous sommes comme celui
qui a découvert le trésor cherché par tous ; il le brasse
de ses mains tremblantes de joie ; il fait des piles de
l'or, et des monceaux avec les pierreries ; et quand il se
redresse, peut-il hésiter, peut-il ne pas se dire : les
hommes viendront, ils viendront sûrement ; car je ne
leur crie point que je suis sur la trace ou que je crois
avoir vu ; mais que je vois et que je touche à chaque
minute ; je crierai, je crierai sans m'arrêter : il n'est pas
possible que personne ne vienne, un d'abord, puis deux,
puis vingt, puis tous. Car cette fortune que je vois, il
faudra bien que j'arrive à la faire voir !

PARIS, le 15 mai 1908.

LA MESURE

La grande notion qui domine toute la méthode rationnelle est celle de mesure. La mesure est pratiquement l'expression même de la raison. Le monde est rempli d'excès, et toute chose comporte excès. La voie du progrès rationnel pour les sens, l'esprit, la moralité consiste à prendre le chemin droit et simple de la mesure, à mi-distance de tous les excès. Celui qui se mettra tout entier dans la mesure, qui sera parvenu à la calculer, en toute occasion, à la fois vite et posément, qui y aura toute l'intelligence et les sens délicatement adaptés, celui-là pourra considérer alors en lui-même ce qu'est le sens normal.

La mesure doit être dans la méthode qui préside à la vie ; dans chaque raisonnement où se délibèrent les actes, et partant, dans l'acte lui-même. Et cette combinaison parfaite de la conduite sera la pure sagesse humaine.

Donner la mesure en tout, c'est préparer à coup-sûr le résultat parfait ; c'est sûrement bien commencer ce qui, dès lors, finira nécessairement bien.

Partout où la nature elle-même a produit le beau et le bien, elle a procédé avec la mesure et dans la simplicité.

La science doit être notre grande maîtresse de mesure ; elle doit soumettre à cette règle souveraine tous les mouvements de nos esprits et de nos cœurs. Ainsi elle préparera vraiment pour l'avenir la réalisation de cet idéal d'harmonie qui hante depuis toujours la religion confuse des peuples.

La " Méthode Rationnelle " prohibe donc tout excès. L'excès ne comble rien ; il creuse, quelque part, un manque, et c'est d'un seul coup deux excès, non pas un. L'excès dans la vie ruinerait en même temps la raison, en détraquant le fonctionnement de l'organisme, et en particulier du cerveau ; et il nous précipiterait dans ce cercle vicieux : la prépondérance de la mesure ne peut réapparaître sans la raison ; la raison ne peut revenir sans la prépondérance de la mesure dans la conduite. La Méthode Rationnelle nous enseigne l'effort qui nous jettera, une fois pour toutes, hors du cercle vicieux.

*
* *

L'homme au sens normal qui parle ici de la mesure ne l'a pas dans sa pensée comme une thèse ; il l'a dans son corps, dans son esprit, dans ses sensations, ses désirs comme une loi vivante et toujours active. Il ne l'a pas trouvée de toutes pièces comme par une chance soudaine et très heureuse. Elle lui a été enseignée progressivement par la nature. Au milieu de ses souffrances et de son désarroi, à un moment donné, vraiment exceptionnel, de sa vie, il a touché la mesure, comme celui qui se noie rencontre la bouée. Aussitôt il s'est senti plus fort que le naufrage ; il s'est tenu à la mesure, et il a remonté le courant. Et voici que la mesure l'a ramené sur une terre douce et forte, invulnérable... la Nature.

Or, la raison est le phare que la nature s'est donné par-dessus le flux complexe des choses. Voilà donc pourquoi la mesure exprime la raison : c'est qu'elle est la grande règle de la nature ; elle est le trait d'union entre les deux, et comme leur signe de confrontation et de reconnaissance.

*
* *

L'homme invulnérable est invulnérable par la vertu incessante de la mesure. La mesure lui apprend les justes proportions de sa nature dans ce qui concerne celle-ci. La mesure n'est donc, en somme, que la nature même, la nature normale, telle qu'elle s'interprète elle-même par le jugement, par la sensation, par le besoin, dans ses relations avec le dehors. De sorte que, pour que la mesure arrive à se sentir en tout, il faut que tous nos moyens d'informations sur nous-mêmes et sur le dehors se rectifient graduellement, ne nous trompent en rien, soient pour nous comme des filtres de la vérité pure. Il y a ainsi, chez l'homme normal, une certaine netteté indéfinissable de l'œil, de l'ouïe, de toucher, du goût, une perception intérieure sûre de la position, de l'état, du fonctionnement de ses organes, une sorte de tact infaillible à saisir le moment où les divers changements passent par cette limite mystérieuse où les choses sortent, pour nous, de la sphère du bien, pour entrer dans celle du mal. Et cela, nous le disons également des choses du cœur et de l'esprit. Tous nos sentiments, toutes nos inspirations peuvent aller au mal, par excès ou par défaut. La vraie vertu ne consiste pas dans un sentiment particulier, mais dans la Mesure en tous nos sentiments naturels. De même enfin pour les idées. Tout homme a sa philosophie, qu'il a reçue toute faite par l'éducation, ou qu'il s'est faite lui-même par la méditation ou par l'étude, et par laquelle il se définit sa situation, sa valeur, sa signification au milieu du monde et des autres hommes. Chez l'homme normal la Mesure vient encore présider à ce choix des croyances et des points de vue. Une croyance, un point de vue ne sont bons que s'ils sont conformes à notre nature, c'est-à-dire, au fond, s'ils lui permettent de se réaliser dans le bonheur ; et le sens normal est propre à l'esprit rectifié, en effet, par la normalisation.

Mais cette harmonie des sens et de l'esprit, de l'instinct et du raisonnement, avec notre nature, n'arrive évidemment à se faire qu'au fur et à mesure que la nature elle-même se retrouve dans sa pureté, c'est-à-dire, en somme, au fur et à mesure que le sang est ramené à son état normal. A état anormal, sens anormal ; à état normal, sens normal. La mesure réapparaissant dans la conscience et s'y fixant à demeure de plus en plus profondément, c'est l'indice que la nature normale reprend le dessus en nous, qu'elle transforme spontanément à son usage cette conscience dont elle a besoin pour se réaliser. La Mesure, c'est la conscience inspirée par la pure nature.

*
* *

Voilà la supériorité qui nous suffit pour nous diriger dans notre entreprise. Nous avons recouvré, avec notre pureté organique, ce sens normal, cette mesure qui nous permettent de juger, au point de vue du bonheur, de tout ce que les hommes font autour de nous. Nous pouvons leur apprendre, en toute occasion, comment **leur** nature ferait, si elle pouvait s'exprimer ; nous leur montrerons que leur vie quotidienne est tissée d'erreurs. Après ce que la nature vraie nous a enseigné, nous sommes devant la vie comme le joueur d'échecs accompli, devenu juge du jeu malhabile de partenaires peu entendus à leur affaire : il note une à une toutes les fautes que font les joueurs et se rend compte d'avance de celui qui perdra la partie et pourquoi elle sera perdue. L'homme qui connaît la mesure ne peut pas perdre la partie du bonheur.

Et comment la nature nous a-t-elle enseigné la Mesure ? Quel signe nous a-t-elle donné pour reconnaître que nous la dépassons ou que nous ne l'atteignons pas encore ? Nous ne saurions trop le répéter, la nature nous a principalement donné pour cela les résidus du travail organique, que les seuls moyens naturels d'examen suffisent à faire interpréter. C'est cet examen pratique que nous enseignons.

L'IDÉAL

L'Idéal doit être aussi le réel ; il ne doit pas être une conception lointaine à laquelle tout est sacrifié du présent et de demain aussi, c'est-à-dire la part des descendants. Ce ne doit pas être la chimère avide qui dévore ses amants. L'idéal doit être une chose de maintenant et qui se développera encore.

L'Homme Normal connaît seul cette réconciliation du réel et de l'idéal.

L'Idéal est le bonheur. Les idéalistes ont tous souffert.

L'Homme Normal seul est heureux par l'idéal.

L'Idéal est l'harmonie parfaite des cœurs et des esprits. Mais quel moyen indiqué jusqu'à ce jour a donc réussi ?

L'Homme Normal possède le moyen de faire l'harmonie des cœurs et des esprits.

L'Idéal est l'attraction indéfinie des choses humaines vers l'avenir ; c'est la volonté de progrès.

L'Homme Normal seul comprend l'avenir, car il peut seul commander à son avenir.

L'Idéal est la vertu. Mais la vertu fut, de tout temps, la sérénité et la maîtrise de soi.

L'Homme Normal seul est en possession de soi.

L'Idéal est une félicité qui dépasse tout ce que nous goûtons habituellement.

L'**Homme Normal** seul conçoit toute la félicité possible de l'homme et seul il a reconquis la pleine puissance qui la réalisera.

L'Idéal est la non souffrance.

L'**Homme Normal** seul ne souffre pas.

L'Idéal est l'ensemble de nos plus hautes conceptions.

L'**Homme Normal** seul contient en devenir une puissance de réalisation égale aux plus hautes conceptions.

L'Homme anormal **rêve** de l'Idéal ; l'Homme normal **vit** l'Idéal.

L'état normal contient donc toutes les puissances de réalisation de l'idéal. Quelle est la source de ces puissances ? Simplement le sang pur, sans vice, par la vertu duquel se réalise l'union du corps et de l'esprit, du fait et de l'idée, de l'effort et du bonheur. Découvrir le pouvoir pratique de conserver l'état pur du sang, c'était donc ouvrir aux hommes, la porte même de tout idéal.

NOMENCLATURE

DES

sujets devant être traités dans les fascicules

que nous publierons successivement

(Toutes réserves faites, quant au classement et à l'étendue qui pourront varier selon les besoins.)

1. — Avis au Lecteur.

2. — La Grande Vérité.

3. — Le Sens normal comme Clarté absolue sur toute notre Vie.

4. — Critique expérimentale et simplifiée des Méthodes d'urologie, médication, nutrition, hygiène, et comment *" La Méthode"* se forme expérimentalement. — Démonstration de la disparition infaillible de la souffrance par *" La Méthode Rationnelle "*

5. — Esquisse de la Doctrine Normale.

6. — Historique de la Découverte.

7. — Mon But.

8. — Petit Avertissement de quelqu'un qui écouta.

9. — L'Homme qui devait parler.

10. — Pas de Confusion.

11. — De l'Ignorance de l'Homme.

12. — Que manges-tu ?

13. — Grand Savoir et Savoir utile.

14. — On nous écoutera.

37. — Projet de Commémorations et Fêtes laïques et
religieuses normales.

38. — Réponse à des Objections.

39. — Préliminaires à la " Méthode ".

40. — " La Méthode ".

41. — Théorie de l'Invulnérabilité.

42. — Application minimum de la " Méthode ". Manuel
pratique.

NOTA

Que dira le lecteur à l'annonce d'une pareille suite de travaux ?
Dira-t-il que nous n'avons point la compétence universelle qu'il faudrait ?
Mais nous lui répondrons : n'est-il pas vrai que le bon sens est maître dans
tous les domaines où l'homme applique sa préoccupation ? Si le lecteur
nous a bien compris, ne voit-il pas que le Sens Normal est tout le vrai et
suffisant bon sens ? Nous avons trouvé une sagesse — la seule qui ait cette
pleine valeur, car elle est seule tirée de la nature — à la fois élémentaire et
absolue, qui doit trouver, d'une manière extrêmement simple, son application partout. Et voilà pourquoi nous abordons tous les sujets généraux :
nous voulons, avec la sagesse naturelle, réussir là où l'érudition savante
n'aboutissait pas, ne pouvait pas aboutir. Il serait pour le moins curieux que
celui qui a réalisé la pleine puissance individuelle contre le mal n'eût pas
voix au chapitre du mal social !

D'ailleurs, cette suite de travaux représentera l'œuvre même de
l'esprit en voie de normalisation, et nous n'y serons pas seul, nous n'y
sommes pas seul. Nous garantissons au lecteur que même la compétence
qu'il croit devoir exiger ne manquera point à la préparation de nos écrits.
Nous avons, sous ce rapport, tous les appuis moraux dont on peut supposer
que nous ayons besoin.

Et déjà tout a été médité, muri, pesé, des sujets que nous allons
aborder ; nous avons soumis toutes ces questions à l'épreuve du sens
normal, et partout le sens normal a apporté, pour nous, sa vertu d'ordre,
de discernement, d'orientation, qui simplifie tout ce qu'elle éclaire. Mais
quand même nous n'aurions apporté que le point de vue décisif où doivent
se calculer toutes les solutions, cela suffirait : tous les bons esprits qui ne
tarderont pas à nous suivre finiraient la tâche toute tracée.

TABLE DES MATIÈRES